BEI GRIN MACHT SICH IHR WISSEN BEZAHLT

- Wir veröffentlichen Ihre Hausarbeit,
  Bachelor- und Masterarbeit

- Ihr eigenes eBook und Buch -
  weltweit in allen wichtigen Shops

- Verdienen Sie an jedem Verkauf

Jetzt bei www.GRIN.com hochladen
und kostenlos publizieren

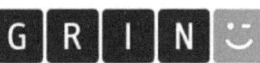

Bibliografische Information der Deutschen Nationalbibliothek:

Die Deutsche Bibliothek verzeichnet diese Publikation in der Deutschen National-bibliografie; detaillierte bibliografische Daten sind im Internet über http://dnb.d-nb.de/ abrufbar.

Impressum:

Copyright © 2016 GRIN Verlag, Open Publishing GmbH
Druck und Bindung: Books on Demand GmbH, Norderstedt Germany
ISBN: 9783668375079

Dieses Buch bei GRIN:

http://www.grin.com/de/e-book/350950/adipositas-laesst-sich-das-problem-bei-kindern-in-deutschland-durch-praevention

Knut Müller

Adipositas. Lässt sich das Problem bei Kindern in Deutschland durch Prävention vermeiden?

GRIN Verlag

GRIN - Your knowledge has value

Der GRIN Verlag publiziert seit 1998 wissenschaftliche Arbeiten von Studenten, Hochschullehrern und anderen Akademikern als eBook und gedrucktes Buch. Die Verlagswebsite www.grin.com ist die ideale Plattform zur Veröffentlichung von Hausarbeiten, Abschlussarbeiten, wissenschaftlichen Aufsätzen, Dissertationen und Fachbüchern.

Besuchen Sie uns im Internet:

http://www.grin.com/

http://www.facebook.com/grincom

http://www.twitter.com/grin_com

Hochschule Bremen

Fakultät 3

Internationaler Studiengang Pflege- und Gesundheitsmanagement

Lässt sich das Problem der Adipositas bei Kindern durch Prävention in Deutschland ver- meiden?

Hausarbeit

Modul: 1271 Gesundheitswissenschaften Grundlagen und Anwen-
                 dungen

Semester: Sommersemester 2016

Name: Knut Müller

Eingereicht am: 03.01.2017

Inhaltsverzeichnis

1 Einleitung

Der Auslöser, mich für die oben genannte Thematik bei einer Hausarbeit zu entscheiden, liegt in meiner täglichen Arbeit auf verschiedenen Stationen in Krankenhäusern in Deutschland. Dabei ist mir aufgefallen, dass es seit Jahren zu einem Anstieg von übergewichtigen Kindern und einen Zuwachs von deren Begleiterkrankungen gekommen ist. Deshalb führten meine Beobachtungen zu der konkreten Fragestellung und somit zum Thema meiner Hausarbeit: Lässt sich das Problem der Adipositas bei Kindern durch Prävention in Deutschland vermeiden?"

Eine Antwort auf diese Fragestellung benötigt fundierte Basisinformationen. Aus diesem Grund werde ich zunächst einen geschichtlichen Abriss zum Thema Ernährung und Verhalten geben und dabei aufzeigen, dass Ernährung und Adipositas schon immer im Zusammenhang standen und Letztere kein neuzeitliches Phänomen ist.

Das nächste Kapitel ist der aktuellen Definition von Adipositas gewidmet und enthält eine Klassifikation mithilfe der Body-Mass-Index-Formel, die zunächst bei Erwachsenen Anwendung findet. Im Anschluss daran erläutere ich eine andere Klassifikation des BMI, die bei Kindern und Jugendlichen genutzt wird. Danach werde ich den aktuellen Sachstand zusammenfassen und dabei das Thema „adipöse Kinder und Jugendliche" vorstellen.

Anschließend werden Studien und Datenbanken näher betrachtet, um eine mögliche weitere Entwicklung aufzuzeigen.

Im letzten Kapitel der Hausarbeit werden verschiedene Präventionsmethoden näher vorgestellt. Es geht in erster Linie um die Prävention von adipösen Kindern und Jugendlichen. Dennoch ist die Adipositas von einer Vielzahl von Begleiterkrankungen geprägt, wobei dem Altersunterschied keine besondere Bedeutung zugeordnet wird. Adipositas lässt sich gut präventiv behandeln und dies wird im Laufe dieser Arbeit auch genauer erläutert. Für einen stark adipösen Jugendlichen lassen sich jedoch im Vorfeld des Krankheitsausbruchs beziehungsweise auch noch im Krankheitsverlauf geeignete Maßnahmen aufzeigen, die sich vorteilhaft auf sein Leben auswirken können. Dabei wird nicht nur der Betroffene zur Prävention aufgefordert, vielmehr auch das Umfeld, in dem sich der Jugendliche befindet. Darüber wird in der Hausarbeit, mit dem Schwerpunkt der Prävention, ein ausführlicher Überblick gegeben und im Anschluss erläutert. Wenn man den Krankheitsverlauf, die Patientenzahlen, die Folgeerkrankungen und die damit verbundenen Kosten im Gesundheitswesen betrachtet, müssen wir eine Antwort auf meine Fragestellung finden.

2 Geschichtlicher Hintergrund

Nähern wir uns der Fragestellung meiner Hausarbeit, so müssen wir zunächst einmal die geschichtliche Entwicklung der Ernährung und der Adipositas betrachten. Wie oben schon erwähnt, kann die Entstehung einer Adipositas unterschiedliche Ursachen haben. Diese werden im Folgenden in einem geschichtlichen Abriss der Hausarbeit verständlich gemacht.

2.1 Urzeit

Für die Erhaltung der überlebensnotwendigen Strukturen im Organismus eines Menschen ist eine Energiezufuhr aus der Nahrung überlebenswichtig und wird dementsprechend verstoffwechselt. Der Mensch, wie wir ihn heute kennen, hat diesen Vorgang für sein Leben und seine Entwicklung perfektioniert und unterlag einer ständigen Anpassung. Aus dieser Entwicklung heraus resultiert, dass sich der Mensch als Allesfresser bezeichnet, der sowohl pflanzliche wie auch tierische Produkte für sich nutzt und verstoffwechseln kann. Das war nicht immer so: Blicken wir fünf Millionen Jahren zurück, so finden Wissenschaftler spärliche Informationen über den Ardipithecus ramidus. Die Ernährung dieses Urprimaten bestand hauptsächlich aus Wurzeln, Knollen, Blüten und Trieben. Bei seiner weiteren Entwicklung zum Homo sapiens, der als Allesfresser (verzehrt Anteile von pflanzlichen und tierischen Produkten) bekannt ist, ist es ein langer Weg. Wissenschaftler fanden heraus, dass bei den affenähnlichen Menschen die Energie statt durch das Proteinangebot lieber durch Kohlenhydrate ersetzt wurde. Daraus lassen sich heutige Ernährungsgewohnheiten ableiten. Sie sind wichtige Information für die Entwicklung des Menschen (Laska, 2001).

Unsere Vorfahren entwickelten Rituale, um ihr Nahrungsangebot zu erweitern. Diese evolutionären Gegebenheiten dauerten ganze zwei Millionen Jahre an und verursachten, dass der moderne Mensch nun die Möglichkeit hatte, sowohl hart-schalige, zähe als auch weiche und bröselige Nahrung zu sich nehmen und zu ver-werten. Über einen Konsum des Fleisches können Wissenschaftler bis dahin leider keine rückschlüssigen Aussagen treffen. Es wird vermutet, dass diese vormensch-liche Evolution mit der Aufnahme von sowohl hartschaliger, zäher als auch weiche und bröseliger Nahrung einherging und das Leben prinzipiell veränderte. Hierbei lässt sich einmal mehr feststellen, dass der Mensch einer ständigen Anpassung an seine Umgebung unterlag (Teaford, 2000).

Vor etwa 1,8 Millionen Jahren bestand das Nahrungsangebot hauptsächlich aus Pflanzen und Tieren. Der Homo erectus lebte 20000 Jahre vor unserer Zeitrechnung und ernährte sich durch Proteine aus dem Fleisch von Fischen und entwickelte sich somit zum Homo sapiens. Ganz im Gegensatz dazu stand der Neandertaler, dieser ernährte sich hauptsächlich von Pflanzen (Richards et al., 2001).

Etwa 10000 Jahre vor unserer Zeitrechnung gab es die ersten Denkanstöße für die Bewirtschaftung von Ackerflächen. Diese Produktion der Masse an Nahrungsmit-teln veranlasste den Homo sapiens seine Lebensmittel zu trocknen und anschlie-ßend besser aufzubewahren. Körner und Nüsse konnten zu jeder Jahreszeit verzehrt werden. In dieser Zeitepoche holte sich der Mensch das Fleisch hauptsächlich durch die Jagd und dieses wurde somit zu einem wichtigen Proteinlieferanten (Stiner, 2001).

Ein wichtiger Zusammenhang zum Verstehen der Adipositas auch bei Kindern und Jugendlichen liegt in der Evolution und der Zeitgeschichte. Betrachten wir die Stra-tegie des „Ötzi" einmal genauer: Dieser entwickelte eine Überlebensstrategie, die Fette und Eiweiß aus der mageren Mischkost aus Nüssen und Gras als eine Art Fettspeicher zum Überleben vorsah. Diese Fettspeicherung ermöglichte ihm, in kal-ten Regionen zu überleben und längere Hungerperioden auszuharren. Daraus lassen sich eventuelle Rückschlüsse auf die heutige Ernährung und die Entwicklung der Adipositas bei Kindern und Jugendlichen herleiten (Wendorf, 1992; Brand, 1994).

2.2 Antike

Durch eine wachsende Bevölkerungszahl kam es schnell zu einer Knappheit von Nahrungsmitteln. Die durchlebte Eiszeit führte in der Antike dazu, dass nicht mehr ausreichend Tiere vorhanden waren, die man jagen konnte. Der Mensch konnte nur überleben, wenn er anfing Ackerbau und Viehzucht zu betreiben, um zu überleben. Wie vorab schon erwähnt kam es zu einer Ausbreitung der Landwirtschaft, was einen rasanten Anstieg der Bevölkerungszahl mit sich brachte (Perles, 1995; Cohen, 1987).

In der Antike entwickelte sich in allen Kulturen eine eigene Nahrungsmittelwirtschaft. Die Nahrungsmittelwirtschaft verleitet die Menschen dazu anzubauen, zu kochen, zu handeln und zu lagern. In dieser Zeit entwickeln sich verschiedene Kulturen, die die Lebensmittel unterschiedlich zubereiteten. Zum Verständnis: Die mediterrane Diät besteht hauptsächlich aus Fisch, Hülsenfrüchten, Obst und Wein und erhält sich durchaus weiterhin ihren eigenen Charakter (Corbier, 1995).

2.3 Mittelalter

Das Mittelalter war hauptsächlich mit dem Problem beschäftigt, die Menschen ausreichend zu ernähren. Neue Methoden in der Landwirtschaft mussten her, um die Menschen vor dem Hunger zu schützen. Das größte Problem bestand darin, die wachsende Bevölkerungszahl mit ausreichend Fleisch zu versorgen; außerdem litten viele Menschen zu dieser Zeit an einem Proteinmangel. Diesen Mangel konnte man hauptsächlich auf dem Land feststellen. In den Städten wurden die Menschen meistens ausreichend mit Nahrungsmitteln versorgt. Wenn in den Städten Kriege oder Unruhen in der Bevölkerung ausbrachen, brachte es häufig große Hungersnöte mit sich und es war in dieser Situation egal, ob man auf dem Land oder in einer Stadt wohnte, die Menschen starben an einer Unterversorgung mit Nahrungsmitteln. Über die Erkrankung der Adipositas wurde im Mittelalter gar nicht berichtet. Dies wird im Zusammenhang mit einer hauptsächlichen Unterernährung in dieser Zeitepoche erklärt (Bray, 1990).

2.4 Industrielle Revolution

Zu dieser Zeit kam es in England zu einem Anstieg der Bevölkerungszahl um 280 %. Viele der Männer arbeiteten in der Landwirtschaft, um den zusätzlichen Bedarf der hohen Bevölkerungsdichte decken zu können. Die allgemeine Bevölkerungszahl war doppelt so hoch wie in Frankreich. Dort kam es zu einem späteren

Zeitpunkt zu einer landwirtschaftlich geprägten Industrialisierung. Deshalb konnte man im Nachhinein nicht von einer Industriellen Revolution sprechen, sondern von einer durch die Landwirtschaft geprägten Revolution und einer Wichtigkeit der Ernährung der Bevölkerung (Wrigley 1986).

Was hat uns der Exkurs in die Zeitgeschichte der Adipositas und das Angebot der Nahrung in der heutigen Zeit nun gebracht? Fakt ist, dass das Angebot der Nahrung in der Welt unterschiedlich gleich gut verteilt ist. Heute sind immer noch etwa 13 % der Weltbevölkerung unterernährt (UN Food And Agriculture Organization, 2000). Dieses Wissen ist relevant, wenn wir uns über das Überangebot der Nahrung und den Zusammenhang mit der Adipositas weiterhin beschäftigen wollen. Der geschichtliche Aspekt soll in erster Linie einen Einstieg in das Thema ermöglichen, um naheliegende Sachverhalte schon im vornherein zu erklären. Die Ernährung der Bevölkerung und die Entstehung der Krankheit Adipositas stehen im klaren Kontext zueinander. Heute wird die Adipositas bei Kindern und Jugendlichen als ein Problem der westlichen Welt angesehen. Ein Überangebot an Nahrung und zu wenig Bewegung sind ausschlaggebende Faktoren. Durch die Modernisierung und Automatisierung hat sich das Arbeitsverhalten und somit das Bewegungsverhalten maßgeblich verändert. Körperlich schwere Arbeiten wurden teilweise ersetzt durch Maschinen.

Die Prävalenz des Übergewichtes in Europa wird um 24 % bei jungen Erwachsenen gesehen. In Deutschland geht man davon aus, dass 15 % der Kinder und Jugendliche Übergewichtig sind und 6,3 % sogar fettleibig (Petermann, 2007).

3 Übergewicht/Adipositas – Definition und Klassifikation

Bei der Zunahme an übergewichtigen Kindern und Jugendlichen in den westlichen Industrienationen ist es wichtig eine gute Definition für die Adipositas zu finden. Fettleibigkeit wird in der westlichen Welt auch als Fettsucht oder Adipositas bezeichnet. Dieser Zustand wird oft einfach als ein Zustand bezeichnet, bei dem eine abnormale oder übermäßige Fettanhäufung im Gewebe – Fettgewebe –vorliegt. Dieses Phänomen führt zu großen gesundheitlichen Risiken und Problemen. Die Ursache bei den Kindern und Jugendlichen ist eine positive Energiebilanz, das heißt wenn mehr Kalorien verzehrt als durch körperliche Aktivität verbrannt werden.

Eine Definition sollte also das Ausmaß und deren Gefahren mit beinhalten. Da diese Hausarbeit hauptsächlich von der Prävention der übergewichtigen jungen Erwachsenen berichtet, sollte sie gleichzeitig ein großes Maß an Aufklärungsarbeit leistet können und dazu auffordern, dass Verhalten der betroffenen Personen und deren Umfeld zu überdenken.

3.1 Definition

„Adipositas (engl.) obesity; krankhaftes Übergewicht, das zu gesundheitlichen Beeinträchtigungen führt; Risikofaktoren für Folgeerkrankungen (besonders metabolisches Syndrom mit Diabetes mellitus, Hyperlipidämie, Hypertonie, Arteriosklerose, Gicht); Ätiol.: multifaktoriell; Symptome.: erhöhter Körperfettanteil (normal ca. 15-18% beim Mann, 20-25% bei der Frau), Ernährungsweise bestimmt mit Body-Mass-Index; Therapie Reduktion der Fettzufuhr, Erhöhung der körperlichen Aktivitäten, gegebenenfalls Teilnahme an integrativen Gewichtsreduktionsprogrammen siehe Essstörungen." (de Gruyter, W. 2002)

Die Bedeutung des Ernährungszustandes in der heutigen Zeit findet immer größeres Interesse. Diese zu beurteilen und weiterhin Rückschlüsse für dieses Verhalten zu erkennen sind wichtige Schlüsselfunktion in Public Health, nur so können verschiedene Krankheitsentstehungen in der Gesellschaft erschlossen werden. Dabei kommt die Formel des Body-Mass-Index (BMI) zur Hilfe.

3.2 BMI-Formel

Zur Berechnung des Body-Mass-Index werden in Deutschland Körpergewicht und Körpergröße ins Verhältnis gesetzt, um das Körpergewicht einzuteilen und zu bewerten. Dieses wurde von Lambert Adolphe Jacques Quetelet 1832 publiziert.

Formel zur Berechnung des BMI

$$\text{Körpergewicht} / \text{Körpergröße}^2 = \text{BMI}$$

(Fachhochschule Osnabrück, Ernährungsstandard 2009)

3.3 Klassifikation Erwachsene

BMI-Tabelle für Männer und Frauen

Gewichtsklasse	BMI	Begleiterkrankungen
Untergewicht	<18,5	Nedrig
Normalgewicht	18,5–24,9	Durchschnittlich
Übergewicht	>25,0	Keine Angaben
Präadipositas	25–29,9	Gering erhöht
Adipositas Grad 1	30–34,9	Erhöht
Adipositas Grad 2	35–39,9	Hoch
Adipositas Grad 3	40	Sehr hoch

(Gewichtsklassifikation bei Erwachsenen WHO, 2000)

3.4 Klassifikation bei Kindern und Jugendlichen

Im Unterschied zu den Erwachsenen muss bei der Ermittlung des BMI das Wachstum und die andauernde Entwicklung berücksichtigt werden. Überschüssige Körperfettmassen können durch einen Wachstumsschub des Kindes verschwinden sowie das Kinder / Jugendliche in der Entwicklung zwischenzeitlich äußerst dünn wirken können. Im Gegensatz dazu gibt es Kinder und Jugendliche die diese Fettmassen nicht so schnell abbauen können.

Gesundheitliche Probleme sowie die unterschiedliche Einteilung der Fettansammlungen werden in Perzentilpunkten klassifiziert.

Ab dem 90. Perzentil oder bei der extremen Form der Adipositas dem 97. Perzentil ist bei Kindern und Jugendlichen in der Wachstumsphase ein Zusammenhang mit der Fettsucht zu erklären. Dies lässt sich aus der untenstehenden Tabelle entnehmen.

BMI Tabelle für Mädchen und Jungen nach Alter

Alter/ Jahre	BMI/ Jungen	BMI/ Jungen	BMI/Mädchen	BMI/Mädchen
	Adipositas	Extreme Adipositas	Adipositas	Extreme Adipositas
Perzentilen	P. 97	P. 99,5	P. 97	P. 99,5
4,0 bis <5,0	18,9	20,9	19,0	21,0
5,0 bis <6,0	19,2	21,5	19,4	21,7
6,0 bis <7,0	19,8	22,4	20,0	22,8
7,0 bis <8,0	20,6	23,8	20,9	24,3
8,0 bis <9,0	21,6	25,5	22,0	26,0
9,0 bis <10,0	22,8	27,3	23,0	27,5
10,0 bis <11,0	23,9	29,2	24,0	28,8
11,0 bis <12,0	25,0	30,6	25,0	29,9
12,0 bis <13,0	25,9	31,7	25,9	30,8
13,0 bis <14,0	26,6	32,5	26,7	31,5
14,0 bis <15,0	27,3	32,8	27,3	31,8
15,0 bis <16,0	27,8	33,0	27,8	32,2
16,0 bis <17,0	28,2	33,1	29,3	32,8
17,0 bis <18,0	28,8	33,6	29,3	34,3
18,0 bis <19,0	29,4	34,2	30,0	35,5

(Kromeyer-Hauschild, 2001)

Um die Risiken für die Jugendlichen zu schildern, gibt es in der Medizin einen Begriff des metabolischen Syndroms. Dieser wurde 1966 von dem Franzosen J. P. Camus aufgenommen. Menschen mit einem sogenannten metabolischen Syndrom weisen laut der Definition der Internationalen Diabetes-Föderation (IDF) eine Reihe von Symptomen auf. Diese Symptome werden im Zusammenhang eines fehlenden Bewegungsmerkmals und einer Fehlernährung genannt. Das metabolische Syndrom nimmt in der Gesamtbevölkerung immer weiter zu und ist somit für die klinische Bedeutung relevant. Diese Reihe an Symptomen sind alle Public-Health-relevant, doch der größte Anteil der Aufmerksamkeit sollte auf die kardiovaskulären Erkrankungen des Menschen gelegt werden (Yusuf et al., 2005).

11

In etwa 80 % aller Patienten mit metabolischem Syndrom leiden an Übergewicht oder einer Adipositas, dabei wird von Medizinern eine abdominelle Form der Fettansammlung beschrieben. Diese Körperfettmassen sind bei dem metabolischen Syndrom, aber auch bei kardiovaskulären Erkrankungen von großer Wichtigkeit. Diese Erkenntnis kann mit der Interheart Study untermauert werden. Aus dieser Studie geht hervor, dass das Risiko, einen Herzinfarkt zu erleiden, nicht vom gesamten BMI ausgeht, sondern in erster Linie die Fettansammlung am Bauch gemeint ist. Aus der Studie ist zu entnehmen, dass für die Entwicklung sowohl bei Frauen als auch bei Männern die viszerale Fettanlagerung ausschlaggebend ist (Yusuf et al., 2005).

Daher ist es umso wichtiger, bei übergewichtigen Menschen eine Gewichtsreduktion und Verhaltensänderung durchzuführen, da die gleichen Erkenntnisse der Fettverteilung auch bei Schlaganfallpatienten bekannt sind. Eine effektive und langfristige Gewichtsreduktion kann dem metabolischen Syndrom entgegensteuern und der Betroffene muss somit viel weniger Medikamente einnehmen. Sicher ist nur, dass eine Insulinresistenz zu den intraabdominalen Fettmassen in einem großen Zusammenhang steht. Die Ursachen für dieses Phänomen werden nicht den genetischen Dispositionen zugeschrieben, sondern werden ausschließlich als verhaltensbedingte Störungen des Essverhaltens beschrieben (Jahnke, 1969).

4 Recherche der Studie

Die folgende Studie wurde in der Datenbank der Hochschule Bremen recherchiert. Die Problemstellung der Hausarbeit wurde sinngemäß eingegeben und ergab folgende Ergebnisse. In Form einer PDF-Datei werden dem Recherchierenden die „Effekte einer Lebensstilintervention auf dem BMI-SDS und die Lebensqualität im Follow-up über 12 Monate bei Übergewichtigen und adipösen Kindern" ersichtlich. Dort wurden dann detaillierte und strukturierte Erkenntnisse entnommen und für die weitere Bearbeitung dieser Hausarbeit genutzt. Aufgrund dieser Recherchearbeit wird der Zusammenhang von der Einleitung, der geschichtliche Abriss und der Klassifikation des BMI zur Prävention verfasst.

Die Funktion des Essens findet immer größere Bedeutung in der heutigen Gesellschaft. Betrachten wir zunächst eine prospektive Langzeitbeobachtung, wobei Jugendliche im Alter von 7 bis 18 Jahren in einer therapeutischen Klinik für Übergewichtige beobachtet wurden. Diese Studie, die eine eingeschränkte Lebensqualität der übergewichtigen Kinder mit Erhebungsmethoden deutlich macht, zeigt, dass zwischen Jungen und Mädchen unterschiedliche Kriterien des Unwohlseins bestehen können. Die adipösen Mädchen haben häufiger Probleme mit der Reduktion der Lebensqualität als die Jungen. Die Mädchen gaben häufiger an, ihr körperliches und psychisches Wohlbefinden sei nicht gut. Der Hauptpunkt der Analyse war das Kriterium des Selbstwertgefühls, denn darunter leiden die Mädchen im Alter zwischen 7 und 18 Jahren am häufigsten. Zurück zum Ausgangspunkt der Studie: Die Mädchen und Jungen wurden für 6–8 Wochen in einer Klinik unter dem Aspekt der Rehabilitation eingewiesen. Im Verlauf dieser Studie brachen einige der Jugendlichen die Therapie frühzeitig ab – nicht einmal drei Wochen hielten sie durch – und fielen somit aus der Datensammlung heraus. In der Rehaklinik erhielten die Mädchen und Jungen eine fettreduzierte Mischkost und mussten täglich mehrere Stunden Sport treiben. Da es sich bei der Erhebungsmethode um eine prospektive Langzeitbeobachtung handelte, wurden die übrig gebliebenen Jugendlichen ein Jahr später nochmals untersucht.

Dabei wurde folgendes festgestellt: Im Verlauf der Therapie konnte der BMI zwar reduziert werden, doch 12 Monate nach Therapieende stieg der BMI bei den Mädchen und Jungen wieder an. 33 % der Jugendlichen konnten ihren BMI nach einem Jahr weiterhin reduzieren. 8 % der Teilnehmer konnten den BMI halten und nahmen nicht an Gewicht zu. 59 % der übergewichtigen Jugendlichen haben weiterhin an Gewicht zugenommen. Diese Ausgangssituation hat sich auch in den Fragebögen des Wohlbefindens widergespiegelt. Die Kinder und Jugendlichen, die weiterhin zugenommen hatten, leiden mehr unter körperlichem und psychischem Unwohlsein als die Jugendlichen, die das Gewicht halten konnten oder sogar weiterhin an Gewicht verloren haben. Das Selbstwertgefühl der Kinder und Jugendlichen ist bei der Analyse im Allgemeinen besser geworden (Rank, 2011) Diese Daten helfen weiterhin bei der Beantwortung der Fragestellung der Hausarbeit und sollen die richtige Überleitung zu den verschiedenen Präventionsstrategien liefern.

5 Prävention bei Kindern und Jugendlichen

Bei der Prävention von Adipositas im Kindes- und Jugendalter werden sowohl biologische, genetische als auch seelische Faktoren für krankhafte Adipositas hinzugezogen. Es ist zu beobachten, dass Kinder mit einem niedrigen Sozialstatus und einem niedrigeren Bildungsstand diese Risikofaktoren aufgrund von Problemen in Familie, Freundeskreis und Gemeinde häufiger aufweisen. Zusätzlich bedingt auch der niedrige Bildungsgrad der Eltern der Kinder häufiger eine krankhafte Adipositas als Kinder mit einem hohen sozioökonomischen Status. Aus dieser Erkenntnis ließen sich neue therapeutische Behandlungsprogramme ableiten, die nicht nur die betreffenden Kinder und Jugendlichen betrachten, sondern die Eltern und das ganze Umfeld in die Behandlung miteinbeziehen (Summerball et al., 2005).

Summerball spricht bei der Behandlung von Adipositas von Resilienzfaktoren mit der Erfahrung der jungen Erwachsenen und einer Selbstwirksamkeit der Maßnahmen, die bei der Prävention eine Menge an Kosten verursachte. In den Vereinigten Staaten sahen die Experten aufgrund der hohen Kosten einer Prävention von Adipositas die Lösungsstrategie darin, die Kinder und Jugendlichen auf Grundlage der Erfahrungen der Raucher- und Suchtprävention sowie HIV/AIDS-Prävention zu therapieren. Das bedeutet, dass die Familie oder das Umfeld des Betroffenen in die Behandlung miteinbezogen werden und somit ein langjähriger Erfolg gesichert wird. Die Kinder und Jugendlichen haben die Möglichkeit, ein Problembewusstsein zu entwickeln und auf lange Sicht ihr Körpergewicht zu halten (Pi-Sunyer, 2003).

Die weltweit ansteigende Häufigkeit der Adipositas hat individuelle und gesellschaftliche Belastungen zur Folge, die mit dieser Erkrankung einhergehen. Insbesondere den Begleiterscheinungen und Spätschäden gilt es entgegenzuwirken. Caplan (1964) und Laaser & Hurrelmann (2000) unterscheiden verschiedene Inhalte der Prävention:

5.1 Primärprävention

Bei dieser Art der Prävention liegt der Fokus auf den Neuerkrankungen und darauf diese zu senken. Dabei werden Maßnahmen ergriffen, welche die Gesellschaft als Ganzes zu einer veränderten Lebensweise auffordern. Im Fall der Adipositas kann man Modellversuche des Bundesministeriums für Ernährung und Landwirtschaft hinzuziehen, die folgende Verhaltensregeln erklären:

- gesundes Essen
- ausreichend Bewegung

Dies scheint realisierbar, wenn man die Erziehungskompetenzen der Eltern wie oben schon erklärt miteinbezieht (Ehnle-Lossos et al., 2013).

„Mögliche Maßnahmen zur Primärprävention von Übergewicht und Adipositas im Kindes- und Jugendalter:

- Schaffung des Bewusstseins für das Krankheitsbild Adipositas
- Schaffung gesunder Lebensräume (z. B. gesundheitsfördernde Schule)
- Aufklärung und Verhaltensschulungen während der Gesundheitserzie-hung (Ernährung, Bewegung) in Kindergärten, Schulen und durch Mas-senmedien
- Verbesserung der Möglichkeit zur körperlichen Bewegung z. b. in Städten und Schulen
- Gesundheitsorientierung der Politik, z. B. Wirtschafts- und Agrarpolitik
- Berücksichtigung von gesundheitlichen Aspekten bei der Werbung
- Zusammenführung von Interessengruppen (z. B. Lebensmittelindustrie, Krankenkassen, Medien, Sportvereine)".

(Wabitsch, 2009; Kunze, 2009)

5.2 Sekundärprävention

Zuerst scheint es keine genaue Abgrenzung zu den anderen Präventionsmaßnahmen zu geben, doch bei genauer Betrachtung der Sekundärprävention kann man erken-nen, dass sie das Ziel verfolgt, mit einem früheren Erkennen der Risikobereitschaft für eine Adipositas eine radikale frühe Therapie einzuleiten. Das Hauptziel ist es, die Anzahl an übergewichtigen Menschen zu verringern. Dabei werden die Settings schon im Kindergarten, Grundschulen oder Firmen unter dem Aspekt der Verhal-tenstherapie vermittelt. Der positive Effekt dieser Präventionsart liegt auf der Hand; das Umfeld der Betroffenen, das veränderte Ernährungs- und Bewegungsverhalten, der Betroffene wird langzeitig präventiv behandelt und kann sein Gewicht halten.

Diese Phänomene sind im vorherigen Teil der Hausarbeit oben schon einmal erläutert worden.

5.3 Tertiärprävention

Bei dieser Form der Prävention sind die Personen entweder schon erkrankt oder weisen ein erhöhtes Risiko, an einer Adipositas zu erkranken, auf. Tertiärprävention bedeutet, Risikofaktoren zu verringern oder sogar ganz auszuschalten. In Deutschland bezahlen die Rentenversicherungen Reha-Maßnahmen, in der die Patienten entweder stationär oder ambulant anhand eines Schulungsleitfadens behandelt werden. Das Problem bei dieser Form der Prävention ist, dass es noch nicht ausreichend wissenschaftliche Studien gibt, die belegen können, wie es um die langfristigere Wirksamkeit dieser Maßnahmen steht (Böhler et al., 2012).

6 Fazit

In meiner Arbeit wurde mittels des geschichtlichen Ansatzes aufgezeigt, dass Adipositas und Verhalten in einem Zusammenhang stehen. Dabei ist anzumerken, dass eine Ausweitung der Adipositas infolge einer Veränderung der menschlichen Ernährung in den Bereichen Überangebot an Nahrung, Bewegungsmangel und veränderter beruflicher Tätigkeiten entsteht. Mittels der Studie der Ernährungsmedizin wurden Nachweise erbracht, dass sich Adipositas mittels Prävention bei Kindern und Jugendlichen behandeln lässt und eine langzeitige Lebenszufriedenheit möglich ist. Gleichzeitig konnte aufgezeigt werden, dass Präventionsmaßnahmen (das Behandeln der Begleiterkrankungen) sehr wichtig ist und sich positiv auf das Leben auswirken kann.

Die Fragestellung, die meiner Hausarbeit zugrunde liegt, möchte ich deshalb folgendermaßen beantworten: Eine tatsächliche Vermeidung der Adipositas – unabhängig von ihrer genaueren Klassifizierung – bei Kindern und Jugendlichen ist kaum möglich. Aber es ist deutlich geworden, wie man einen weiteren Anstieg durch Präventionsmaßnahmen beeinflussen kann, wenn

— die Gefährdeten so früh wie möglich über die Gefahren von Adipositas aufgeklärt, über Präventionsmaßnahmen unterrichtet sowie dabei kontinuierlich begleitet werden und sie dadurch auch gewillt sind, ihre Verhaltensweisen zu überdenken und zu ändern. Besonders wichtig ist, dass das soziale Umfeld (Familie, Freunde etc.) großen Einfluss auf den Erfolg einer Gewichtsreduktion hat. Um diesen Zusammenhang zwischen dem Verhalten und der notwendigen Therapie zu verinnerlichen, ist das eine sehr effektive Methode;

— öffentliche Einrichtungen stärker in das Konzept der Prävention eingebunden werden. Das beginnt bei der Aufklärung über Adipositas bei Kindern und Jugendlichen bis hin zu Ernährungsratschlägen für deren Eltern. Aufklärungsarbeit über gesundes Essen in Kindertageseinrichtungen und Schulkantinen, sowie den Ausbau von sportlichen Angeboten für alle Altersklassen.

Dem Bewegungsmangel der Kinder und Jugendlichen in der heutigen Leistungsgesellschaft muss dabei besondere Beachtung zuteilwerden. Wie regionale und soziale Unterschiede dabei in neue Konzepte einfließen können und müssen, konnte mit dieser Hausarbeit nicht geklärt werden, wäre es aber sicherlich wert, in einer weiteren Hausarbeit genauer untersucht zu werden. Betrachten wir einmal die Seite der Behandelnden, so muss mehr Fachpersonal zur Verfügung gestellt werden, das sich in Form von Diätassistenten, Psychologen und mithilfe einer guten Vernetzung intensiv diesem Themenbereich widmen kann. Adipositas wirkt sich nicht nur nachteilig auf die immens gestiegenen Ausgaben im Gesundheitssektor aus, sondern auch auf die Lebensqualität der Betroffenen. Dies wurde in der Hausarbeit erläutert und muss deshalb zukünftig noch mehr Aufmerksamkeit in der Gesellschaft bekommen.

Persönlich wünsche ich mir für meine Arbeit mehr Zeit für dieses Thema, da die Auswirkungen sowie die daraus resultierenden Begleiterkrankungen den jungen Erwachsen sehr stark zusetzen können und einen großen Verlust der Lebensqualität mit sich bringen.

Literaturverzeichnis

Böhler, T., Bengel, J., Goldapp, C., Mann, R., EvA-KuJ-Studiengruppe (2012). *Bericht zur EvAKuJ-Studie im Rahmen des Qualitätssicherungsprozesses der BZgA zur Prävention und Therapie von Übergewichtigen Kindern und Jugendlichen.*

Brand, Miller (1994) The carnivore connection: dietary carbohydrate in the evolution of NIDDM. *Diabetologia* 1994; 37:1280

Bray, G. A. (1990) Obesity: Historical development of scientific and cultural ideas. *Int. J Obes.*

Cohen, M. N. (1987) The significance of long-term changes in human diet and food economy. In: Harris, M. und Ross, E. B. (Hrsg.). *Food and evolution. Toward a theory of human food habits.* Temple University Press, Philadelphia.

Corbier, M. (1995) Die soziale Hierarchie der Nahrungsmittel in Rom (L'hierarchie sociale des viandes a Rome). In: Flandrin, J. und Montanari, M. (Hrsg.). Histoire de l'alimentation. Artheme Fayrad, Paris.

Ehnle, L et.al: (2013) *Evaluation des Modellvorhabens „Besser essen. Mehr bewegen. KINDERLEICHT-Regionen".* https://www.inform.de/fileadmin/userupload/profi_dokumente/PDF/Evaluationsabschlussbericht_Kinderleicht- Regionen.pdf [Stand 04.05.2013]

UN Food and Agriculture Organization (2000) *FAO, fact file.* Cambridge: UN Food and Agriculture Organization Press.

Jahnke, K., Daweke, H., Liebermeister, H. et al. (1969) Hormonal and metabolic aspects of obesity in humans. In: Östman, J. (Hrsg.) *Proceedings of the 6th Congress of the International Diabetes Federation.* Amsterdam: Excerpta Medica Foundation.

Rank M. *(2011) Journal für Ernährungsmedizin*; 13(3), 17

Laska, M. (2001) A comparison of food preferences and nutrient composition on captive squirrel monkeys, Saimiri sciureus, and pigtail macaques, Macaca nemestrina. *Physiol Behav.*

Perles, C. (1995) Ernährungsstrategie in der Urzeit (Les strategies alimentaires de la prehistoire). In: Flandrin, J.-L. und Montanari, M. (Hrsg.). *Histoire de l'alimentation.* Paris: Artheme Fayard.

Petermann, F. (2007) Grundlagen der medizinischen Rehabilitation von Jugendlichen. In: Petermann, F. (Hrsg.). *Medizinische Rehabilitation von Jugendlichen.* Regensburg: S. Roderer Verlag.

Pi-Sunyer, X. (2003) A clinical view of the obesity problem. *Science.*

Richards, M. P., Pettitt, P. B., Stiner, M. C., Trinkaus, E. (2001) Stable isotope evidence for increasing dietary breadth in the European mid- Upper Paleolithic. *Proc Natl Acad Sci USA.*

Stiner, M. C. (2001) Thirty years on the "Broad Spectrum Revolution" and paleolithic demography. *Proc Natl Acad Sci USA.*

Summerbell, C. D., Waters, E., Edmunds, L., Kelly, S. A. M., Brown, T., Campbell, K. J. (2005): Interventions for preventing obesity in children. *Cochrane Database of Systemic Reviews.*

Teaford, M. F., Ungar, P. S. (2000) Diet and the evolution of the earliest human ancestors. *Proc Natl Acad Sci USA.*

Wabitsch, M., Kunze,D. (2009) *Leitlinien der Arbeitsgemeinschaft Adipositas im Kindes und Jugendalter (AGA) der Deutschen Adipositas Gesellschaft. Leitlinien für Diagnostik, Therapie und Prävention.* http://www.adipositas-gesellschaft.de/index.php [Stand 06.05.2013].

Wendorf, M. (1992) Archeology and the "thrift" on-insulin dependent diabetes mellitus (NIDDM) genotype. *Adv Perit Diab.*

WHO (1986) Project: Risk factors. *Int. J Epidemiology*

Wörterbuch-Red. des Verl. (2002) *Pschyrembel Klinisches Wörterbuch: mit 250 Tabellen*, bearbeitet von der – 259., neu bearb. Auflage. Berlin: De Gruyter.

Wrigley, E. A. (1986) Urban growth and agricultural change: England and the continent in the early modern period. In: Rotberg, R. I, Rabb, T. K. (Hrsg.). *Population and economy: Population and history from the traditional to the modern world.* Cambridge: Cambridge University Press.

Yusuf, S. et al. (2005) INTERHEART Study Investigators Obesity and the risk of myocardial infarction in 27,000 participants from 52 countries: a case-control study. *The Lancet*: 118

Abbildungsverzeichnis

Formel zur Berechnung des BMIFachhochschule Osnabrück, 2009; Deutsches Netzwerk für Qualitätsentwicklung in der Pflege (DNQP, Hrsg.): *Expertenstandard Ernährungsmanagement zur Sicherstellung und Förderung der oralen Ernährung in der Pflege.* Hrsg.: Deutsches Netzwerk für Qualitätsentwicklung in der Pflege (DNQP) S.38

- **BMI- Tabelle für Männer und Frauen**

WHO. Obesity: preventing and managing the global epidemic. WHO Technical Report Series 894, Genf 2000 S.17

- **BMI- Tabelle für Mädchen und Jungen nach Alter**

Kromeyer-Hauschild K, Moss A, Wabitsch M (2015). Referenzwerte für den Body-Mass-Index für Kinder, Jugendliche und Erwachsene in Deutschland. Anpassung der AGA-BMI-Referenz im Altersbereich von 15 bis 18 Jahren. Adipositas; S. 123-127.

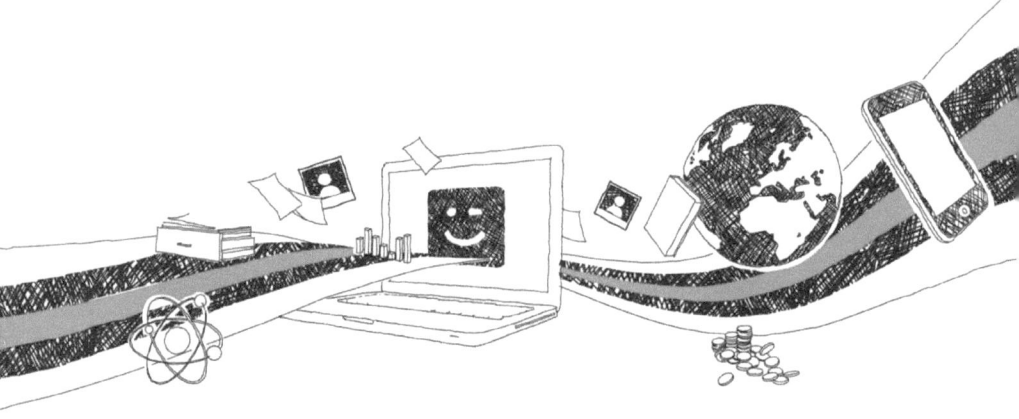
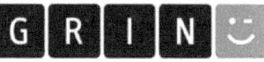